ÉTUDE

SUR LES

PLEURÉSIES HÉMORRHAGIQUES

PAR

François NOLAIS

DOCTEUR EN MÉDECINE DE LA FACULTÉ DE PARIS

Ex-interne à l'Hôtel-Dieu de Rennes

Lauréat à l'Ecole de Médecine de la même ville

(Premières médailles d'argent aux concours de 1re, 2e, 3e et 4e année)

(Première médaille au concours de clinique)

Ex-prosecteur à l'Ecole de Médecine

PARIS

ALPHONSE DERENNE

52, Boulevard Saint-Michel, 52

1882

ÉTUDE

SUR LES

PLEURÉSIES HÉMORRHAGIQUES

PAR

François NOLAIS

DOCTEUR EN MÉDECINE DE LA FACULTÉ DE PARIS

Ex-interne à l'Hôtel-Dieu de Rennes

Lauréat à l'École de Médecine de la même ville

(Premières médailles d'argent aux concours de 1re, 2e, 3e et 4e année)

(Première médaille au concours de clinique)

Ex-prosecteur à l'École de Médecine

PARIS

ALPHONSE DERENNE

52, Boulevard Saint-Michel, 52

1882

A LA MÉMOIRE DE MON PÈRE

A MA MÈRE

A MES PARENTS

A MES CAMARADES

A MON PRÉSIDENT DE THÈSE

M. LE PROFESSEUR BROUARDEL

A MES JUGES

MM. JACCOUD, PROFESSEUR

DEBOVE ET GRANCHER, AGRÉGÉS

A MES CHEFS DE SERVICE DE L'HOTEL-DIEU DE RENNES

MM. DAYOT, RÉGNAULT, DELACOUR, AUBRÉE

A M. LEFEUVRE

Professeur d'anatomie à l'école de Rennes

Souvenir de prosectorat

A TOUS MES MAITRES

ÉTUDE

SUR LES

PLEURÉSIES HÉMORRHAGIQUES

Durant les deux années que j'ai passées comme interne à l'hôpital civil de Rennes, j'ai pu observer un nombre de pleurésies hémorrhagiques assez considérable relativement à la fréquence habituelle de cette maladie : le désir de publier les observations inédites de ces malades que j'ai eu à suivre et auxquels j'ai dû donner des soins pendant toute la dernière période de leur maladie, m'a engagé à faire de cette publication mon sujet de thèse. Je demanderai que l'on veuille bien me permettre d'exposer à cette occasion quelles idées sont résultées pour moi, tant de l'examen de mes observations personnelles que de celui des observations dont j'ai pu me rendre compte chez les divers auteurs qui se sont occupés de ce sujet ; elles auront surtout rapport à ce qui est de l'étiologie et du traitement.

Tel est le but que je me propose dans ce modeste travail.

Il convient d'abord de bien définir ce qu'il faut entendre par pleurésie hémorrhagique, car la délimitation entre les pleurésies simples et les pleurésies hémorrhagiques n'est pas toujours aussi facile à tracer qu'on pourrait se l'imaginer, et peut-être même est-ce de là que viennent les divergences d'idées qui existent relativement à plusieurs points de l'histoire de cette maladie et en particulier relativement à son pronostic.

« J'appelle pleurésie hémorrhagique, dit Laënnec (*Traité d'auscultation médiate*, t. II, p. 420), la réunion d'une hémorrhagie ordinairement légère dans la plèvre à l'inflammation de la même membrane. » Cette définition exclut par conséquent tous les hémothorax des plèvres non compliqués d'inflammation, mais comprend les épanchements de sang traumatiques des plèvres, qu'ils soient secondaires comme dans le cas rapporté par Legroux (*Soc. méd. des hôp.*, 23 juillet 1872) où l'hémorrhagie semble n'avoir été qu'un accident arrivé dans le cours d'une pleurésie d'origine traumatique, ou que l'hémorrhagie soit primitive et se fasse dans la plèvre saine, car il résulte des recherches de M. Ch. Nélaton qu'il y a toujours dans ces cas une inflammation pleurale à évolution particulière (Thèse de Paris, 1880), de sorte que ce genre de pleurésie présente ceci de particulier que l'épanchement sanguin est primitif et l'inflammation pleurale consécutive. Mais on ne devra jamais décorer du nom de pleurésie hémorrhagique par le fait seul de la coloration plus ou moins rouge de l'épanchement, une affection qui, sans cela, n'eût point porté le nom de pleurésie.

Cependant là n'est point le principal embarras que l'on rencontre ; d'après les recherches micrographiques, il est démontré que toute pleurésie est plus ou moins hémorrhagique. « La pleurésie aiguë, même la plus simple, dit Dieulafoy (De la thoracentèse par aspiration dans la pleurésie) contient au maximum, de 500 à 600 globules rouges par millimètre cube, on peut en compter 3000 par millimètre cube sans que la coloration du liquide soit notablement changée, il faut que ce chiffre atteigne 5000 à 6000 pour qu'il attire véritablement l'attention. » Pour cet auteur, c'est seulement lorsque le liquide pleural contient de 2, 4 à 5 mille globules rouges par millimètre cube qu'il doit être considéré comme histologiquement hémorrhagique.

Dans la pratique on s'occupe bien rarement de la numération des globules, et ce qui ressort pour nous de ces chiffres, c'est que toutes les pleurésies que nous appellerons hémorrhagiques sont beaucoup plus riches en globules rouges que celles que M. Dieulafoy appelle « histologiquement hémorrhagiques » puisque dans tous les cas on peut constater à l'œil nu la coloration du liquide. Nous aurons à revenir plus loin sur ce sujet, mais nous devons parler encore d'un autre genre de liquide rouge des plèvres et qui ne contient pas d'hématies. Ce liquide est constitué par une sérosité colorée en rouge par l'hématine dissoute, de sorte qu'il n'y aurait pas à proprement parler d'hémorrhagies. D'après M. le professeur Jaccoud, cette variété de pleurésie hémorrhagique serait la plus fréquente et c'est à ces transsudations hémorrhagiformes qu'il a donné le nom de pseudo-hémorrhagies (De l'humorisme ancien comparé à l'humorisme moderne. Thèse de concours 1863).

Quelquefois peut-être cette coloration du liquide pleural se fait d'une façon particulière, en effet, d'après MM. les professeurs Vulpian et Charcot (*Gazette heb.*, 1860) on trouve souvent au milieu des fausses membranes arrivées à un degré plus ou moins avancé d'organisation et dans l'épaisseur des faisceaux conjonctifs qui les composent une matière granuleuse amorphe et des cristaux d'hématosine sous forme de prismes obliques à pans allongés. Or, on sait que souvent les fausses membranes subissent une régression graisseuse et disparaissent, dans ces conditions les cristaux se trouvent mis en liberté dans la cavité pleurale.

Malgré que ces pleurésies, que l'on pourrait appeler pseudo hémorrhagiques, ne se trouvent point comprises dans la définition de Laënnec, nous croyons qu'il est bon de les tenir rapprochées des pleurésies hémorrhagiques vraies, car elles ont évidemment des liens de parenté très étroits, dans leur étiologie, avec les pleurésies hémorrhagiques pseudo-membraneuses dont nous parlerons plus loin, mais il faut bien remarquer qu'elles constituent un ordre tout à fait à part. Les pleurésies hémorrhagiques seront donc pour nous toutes celles dont le liquide empruntera au sang une couleur rouge.

On ne saurait se faire de la pleurésie hémorrhagique l'idée d'une affection simple, on doit la considérer comme une pleurésie compliquée d'hémorrhagie. « Il n'existe pas, dit Jaccoud (Traduct. de Graves p. 92), de pleurésie franche dont le caractère constant soit une hémorrhagie, la présence du sang dans la plèvre n'est jamais qu'un accident. » La définition de Laënnec que nous avons citée plus haut est du reste dans le même sens.

M. R. Moutard-Martin (Thèse de Paris 1878) a fait une bonne étude des pleurésies hémorrhagiques simples, tuberculeuses et cancéreuses, mais s'il semble d'abord laisser subsister en dehors de ces trois classes l'affection qui nous occupe, on le voit dans la suite de sa thèse considérer comme simples toutes les pleurésies hémorrhagiques qui ne coïncident pas avec la tuberculose miliaire aiguë ou le cancer. Cependant, la production de l'hémorrhagie par l'intermédiaire des fausses membranes peut être considérée comme la règle, et bien des affections autres que la granulation grise ou le cancer agissent dans le même sens et de la même manière pour produire ces épanchements rouges ; je veux parler de toutes les lésions subaiguës du poumon ou des plèvres, des affections du foie, des néphrites diverses, des maladies du cœur. Je ne vois pas en quoi une pneumonie chronique qui a amené une pleurésie pseudo-membraneuse et un épanchement sanguinolent dans la plèvre diffère par son mode d'action d'un cancer ou de la granulation grise dans les mêmes circonstances, et d'un autre côté je ne crois pas que l'on puisse dans le cas que nous venons de citer considérer la pleurésie comme simple, beaucoup de pleurésies hémorrhagiques ne s'accompagnant d'aucune lésion du poumon, c'est pourquoi je ne puis accepter la classification que j'ai indiquée.

Mettant de côté les pleurésies pseudo-hémorrhagiques, nous diviserons les pleurésies hémorrhagiques proprement dites en trois grandes classes suivant que l'épanchement sanguin se fait antérieurement, suivant qu'il se produit d'une façon contemporaine ou qu'il survient consécutivement à la pleurésie proprement dite.

La première classe offrira trois subdivisions suivant que l'hémorrhagie pourra être rapportée à un traumatisme, à une ulcération vasculaire ou à la rupture d'une poche anévrysmale.

La seconde comprend seulement les pleurésies que nous appellerons hémorrhagiques d'emblée.

Enfin la troisième comprend tous les cas où un épanchement sanguin se produit dans une plèvre déjà malade, par l'action simultanée de cette maladie et d'une cause adjuvante telle que traumatisme, affection générale, troubles circulatoires.

Le tableau suivant résume l'étiologie et la classification des pleurésies hémorrhagiques.

Le liquide pleural ne contient pas d'hématies		Pleurésie pseudo-hémorrhagique	
Le liquide pleural contient des hématies.	(α) l'hémorrhagie a précédé l'inflammation de la plèvre.	Pleurésie hém. primitive	traumatique. ulcéreuse. par rupture anévrysmale.
	(β) l'hémorrhagie a été contemporaine de l'inflammation pleurale	Pleurésie hémorrhagique d'emblée.	
	(γ) l'hémorrhagie s'est produite consécutivement à l'inflammation pleurale.	Pleurésie hémorrhagique secondaire	simple. cancéreuse. tuberculeuse. hépatique. néphrétique. pneumonique. cardiaqne. scorbutique. alcoolique.

Dupuytren admet que les épanchements de sang traumatiques des plèvres doivent être toujours rapportés lorsqu'ils sont de quelque importance à des lésions des vaisseaux voisins du hile du poumon. Jobert de Lamballe admet également que la blessure des vaisseaux superficiels du poumon ne donne lieu qu'à un épanchement de sang insignifiant. Tous les chirurgiens sont aujourd'hui du même avis et pour eux toute hémorrhagie sérieuse des plèvres est fournie soit par les vaisseaux des parois thoraciques, soit par les vaisseaux voisins du hile ou au moins par ceux qui accompagnent les divisions bronchiques de deuxième ou de troisième ordre. D'après des expériences faites sur des animaux, Trousseau et Leblanc admettent que le sang se coagule plus vite dans les plèvres que lorsqu'il est exposé à l'air libre. Pour le premier auteur, ou il se résorbe sans causer de pleurésie, ou il provoque une pleurésie pseudo-membraneuse et purulente, surtout quand il est en contact avec de l'air. D'après Penzoldt (*Analyse, revue des sciences méd.* tome 10, fasc. 1, p. 83) le sang resterait liquide au moins une ou deux heures dans les plèvres et provoquerait généralement une pleurésie chez les mammifères. Mais ce qui a pu donner le change aux divers auteurs, dit Trousseau, c'est que le sang se coagulant rapidement dans la plèvre, le caillot se rétracte et exprime une sérosité chargée de globules sanguins, on reconnaîtra cette sérosité à ce signe qu'exposée à l'air elle ne se coagulera point. M. Ch. Nélaton croit pouvoir affirmer (*Thèse de Paris* 1880) que la présence du sang dans la plèvre détermine constamment une inflammation consécutive, travail inflammatoire qui a pour but l'enkystement du caillot. « Bientôt, dit Vulpian (*Journal de méd. vétérinaire*, p. 104, année 1834) une néoplasie vient envelopper le caillot sur la face opposée à la séreuse ; au bout de huit jours elle est organisée, mais on trouve des traces de cette organisation dès au bout de vingt-quatre heures. » On sait que pour M. le professeur Robin, il ne s'agit pas d'une organisation, mais d'une véritable substitution dans ce cas. Le sang pur, non défibriné, serait seul propre à provoquer cet enkystement, d'après Cornil et Ranvier, et on se l'explique facilement, puisque c'est autour du caillot rétracté et après résorption de la sérosité que se produit le kyste.

A côté de ces épanchements limités, il en est d'autres plus considérables qui provoquent, dit M. Nélaton, une inflammation générale de la plèvre. La sérosité exprimée par la rétraction du caillot ne se résorbe pas alors, mais se trouve au contraire augmentée du liquide pathologique exsudé de la plèvre enflammée, et au bout d'un certain temps cet épanchement va probablement causer des accidents.

Ainsi il existe bien une pleurésie hémorrhagique à marche bien réglée et offrant deux variétés distinctes suivant qu'elle aboutit ou non à l'enkystement.

On conçoit encore que du sang pur puisse se trouver versé dans la plèvre dans d'autres circonstances : Une tumeur cancéreuse peut s'ulcérer ou ulcérer des vaisseaux pulmonaires de quelque importance. Ces hémorrhagies s'expliquent surtout lorsqu'il s'agit de tumeurs très-vasculaires, comme d'encéphaloïdes à forme dite hémathode ou télangiectasique. On conçoit que souvent dans le cas de tumeurs malignes pleuro-pulmonaires la plèvre soit enflammée dans tout le voisinage du néoplasme, cependant, il semble que dans ce cas le sang épanché puisse, s'il ne s'agit que d'une pleurésie sèche, provoquer un enkystement tel que nous l'avons décrit plus haut ; on aura ainsi l'explication des masses fibrineuses ou en voie de régression plus ou moins avancée, que l'on trouve enkystées dans la plèvre dans certains cas de tumeurs malignes. J'en rapporterai un exemple observé dans le service de M. Delacour à l'Hôtel-Dieu de Rennes (obs. V).

Quoi qu'il en soit de la terminaison de ces sortes d'épanchements, il faut bien remarquer que l'ulcération pleurale dans le cancer de cet organe semble très-rare et que d'autre part, on trouve presque toujours là une pleurésie et des fausses membranes capables de donner l'explication de l'hémorrhagie.

Enfin il nous reste à parler des épanchements de sang dans la plèvre par suite de ruptures anévrysmales, mais il est douteux que ces épanchements aient jamais donné lieu à une pleurésie véritable.

Luniès (Soc. anat. 18ı7. p. 173) a pu observer chez un homme de 40 ans, mort à Necker avec des symptômes d'hypertrophie cardiaque, trois jours après la formation d'un épanchement pleural à droite, un cas de rupture anévrysmale.

A l'autopsie, on trouva des caillots dans la plèvre droite. L'anévrysme venait de l'aorte et paraissait s'être ouvert par un orifice très étroit qui s'était étendu dans les derniers instants. L'auteur ne dit rien de l'état de la plèvre.

Campenon a présenté à la Société anatomique en 1879 un anévrysme de la crosse de l'aorte recueilli chez une femme de 58 ans. Il existait à l'intérieur de la plevre gauche une hémorrhagie offrant une stratification des couches de sang coagulé. Un prolongement anévrysmatique était engagé dans le sommet du poumon, c'est là que s'était faite l'hémorrhagie sous forme de poussées successives attestées par les aggravations et les périodes d'amélioration correspondantes. Aucun caillot n'était vascularisé.

On comprend que l'épanchement d'une faible quantité de sang venant d'un anévrysme, doive se conduire absolument comme s'il provenait d'une cause traumatique, mais les conditions dans lesquelles pourrait se développer la pleurésie plastique se trouvent très difficilement réalisées, car, les anévrysmes de cette région appartiennent à de gros vaisseaux et dans les cas où ils trouvent la place libre, l'hémorrhagie est presque foudroyante, ou du moins la mort est assez rapprochée de la rupture pour ne pas donner à la pleurésie le temps d'évoluer.

Mais ce qui arrive encore beaucoup plus souvent, c'est que l'on trouve le poumon réduit à l'état de lame sur une étendue plus ou moins considérable, et les cavités pleurales complètement oblitérées par des adhérences.

La variété que nous avons désignée sous le nom de pleurésies hémorrhagiques d'emblée comprend essentiellement celles que M. Moutard-Martin appelle pleurésies hémorrhagiques simples fibrineuses. Nous avons évité le mot simple car, ainsi que M. Moutard-Martin le fait remarquer lui-même, elles sont le plus souvent accompagnées de lésions pulmonaires aiguës telles que congestion pulmonaire, pneumonie, apoplexie du poumon. Ce qui caractérise ces pleurésies, c'est que l'hémorrhagie est ici contemporaine du début de l'inflammation. De l'avis de M. le professeur Jaccoud (Trad. de Graves), ces cas de pleurésies hémorrhagiques sont les plus rares.

Elles peuvent tenir à une seule cause : la violence de l'inflammation, ou bien reconnaître une cause adjuvante qui sera une pléthore locale par diminution du champ circulatoire du poumon (pneumonie, hémorrhagie pulmonaire, embolies), ou une stase sanguine par fluxion active ou fluxion passive, une cause mécanique, en un mot.

Mais le fait dominant, c'est la violence de l'inflammation dont l'action se trouve secondée par la lésion concomitante.

Au début de la pleurésie, dit Jaccoud (*Trad. de Graves* p. 92), si la pression inflammatoire dépasse la résistance vasculaire, il y a hémorrhagie par rupture des vaisseaux, c'est le cas le plus rare. »

Pour M. Moutard-Martin, c'est par diapédèse que les globules rouges sortent des vaisseaux comme les globules blancs. Il est bien probable que l'émigration globulaire à travers les vaisseaux intacts, joue le principal rôle dans ces hémorrhagies. Jaccoud l'admet lui-même dans son traité de pathologie, mais tout en tenant compte de l'impulsion cardiaque et de l'altération des liquides, il faut bien admettre que les vaisseaux sanguins sont eux-mêmes altérés soit par le fait même de l'inflammation, soit par des troubles survenus dans l'innervation vaso-motrice. A ces causes qui semblent la plupart du temps se confondre, vient presque toujours se joindre, comme nous l'avons dit, une action mécanique, ayant son siège soit dans le poumon, soit en dehors de lui (aff. cardiaque, hépatique, etc.).

On trouve à l'autopsie la surface de la plèvre recouverte d'un exsudat qui se distingue de celui des pleurésies fibrineuses ordinaires en ce que les lacunes sont remplies en très grande partie ou en totalité par les globules rouges du sang. Le tissu même de la plèvre était tellement pénétré en certains endroits, soit de globules exsudés, soit de globules rouges, soit de ces deux sortes de globules dans un cas observé par Wagner, à qui nous empruntons ces détails d'anatomie pathologique, tellement infiltré, que le réticulum fibrineux était à peine visible.

Les vaisseaux sanguins et lymphathiques de la plèvre sont ordinairement très dilatés et on peut trouver dans les derniers des globules rouges.

La plèvre, dans ces cas, serait d'après Andral et Laënnec d'épaisseur normale; pour Gendrin, Cornil et Ranvier, elle serait au contraire louche et épaissie.

Sous le nom de pleurésies hémorrhagiques secondaires nous comprenons tous les cas où la pleurésie non hémorrhagique d'abord le devient ensuite sous des influences diverses, mais très généralement par l'intermédiaire des fausses membranes. Nous disons très généralement, car en fait on rencontre toujours des fausses membranes capables mieux que tout le reste de rendre compte de l'hémorrhagie et dans les cas rares où on n'en trouverait pas, on ne serait pas toujours autorisé à considérer comme une pleurésie l'affection que l'on aurait sous les yeux, car, disent les auteurs du Compendium de médecine, la pleurésie hémorrhagique n'est pas suffisamment caractérisée par le fait de la présence du sang ou d'une sérosité sanguinolente dans la plèvre, il faut que l'on trouve des fausses membranes ou une altération de la plèvre elle-même.

A cette classe se rapportent l'immense majorité des pleurésies hémorrhagiques vraies.

Ici il existe une cause prédisposante, c'est la présence des fausses membranes dans la plèvre, mais pour que l'épanchement sanguin se produise, il faut le concours d'une cause occasionnelle. Cette cause sera soit une altération locale des vaisseaux, des néo-membranes, soit une action mécanique, soit une affection générale discrasique, et l'on peut concevoir que ces dernières causes agissent avec une grande efficacité, si l'on considère qu'elles trouvent pour ainsi dire un terrain éminemment favorable à leur mode d'action.

« L'anatomie pathologique nous apprend, dit Gosselin (mémoire sur l'hématocèle de la tunique vaginale *in Arch. gén. de méd.*) que lorsque les fausses membranes commencent à s'organiser les vaisseaux sont abondants, leurs parois minces et leur substance molle. » On comprend que la moindre cause occasionnelle devienne efficace dans ces conditions, et les ecchymoses trouvées maintes fois sous la plèvre et le péricarde semblent assez indiquer ce qui se serait passé s'il s'était trouvé là des vaisseaux minces et friables (voir Rilliet et Barthez. *Malad. des enfants* t. III p. 56).

La cause primordiale est donc la fausse membrane et si dans certains cas elle peut se développer par bourgeons charnus vasculaires dans un temps très-court, Cruveilhier les a vues commencer à se développer au bout de vingt-quatre heures, il semble que les conditions les plus favorables à l'hémorrhagie soient celles que réalise une inflammation subaiguë de la plèvre, car souvent cette inflammation provoque simultanément les deux ordres de causes que nous avons reconnues. M. Marguerite reproduisant les idées de Leudet de Rouen dans sa thèse de 1862 va même jusqu'à nier la possibilité d'un épanchement sanguin dans une pleurésie franchement inflammatoire et exempte de complications ; on trouve toujours, dit-il, une pleurésie qui ne se résout pas ou une épine qui entretient une inflammation subaiguë.

Nous ne croyons pas que l'on doive chercher pour le cancer ou le tubercule un mode d'action en dehors de ceux que nous venons de mentionner. L'une et l'autre de ces affections présentent, il est vrai, ceci de favorable à la production de l'épanchement sanguinolent des plèvres, qu'elles provoquent simultanément les causes prédisposantes et les causes occasionnelles, mais en tant que tubercule ou cancer elles n'ont aucune vertu spécifique pour la production de l'hémorrhagie pleurale ; ce qui le prouve, c'est la rareté de cet accident dans les cas de tubercules ou de cancer des plèvres.

M. Mairet dans sa thèse d'agrégation de 1878 signale les diverses hémorrhagies que l'on peut observer dans la tuberculose miliaire, et il ne signale même pas la pleurésie hémorrhagique. Sur plus de deux cents cas de cancer pleuro-pulmonaires réunis par M. Moutard-Martin, on a trouvé un épanchement intra-pleural trois fois sur huit, et celui-ci n'était hémorrhagique que dans le tiers des cas. Il eut été intéressant de savoir si dans les cas où il y avait pleurésie avec épanchement sanguin le malade présentait dans son état général quelque chose de particulier n'existant pas dans les autres cas. Sur quarante-deux cancers pleuro-pulmonaires observés de 1872 à 1876, trente-cinq étaient sans épanchement pleural, un seul épanchement était hémorrhagique.

Mais il n'est point nécessaire qu'il y ait une épine locale appréciable pour qu'il se produise des fausses membranes propres à donner lieu à une hémorrhagie si d'autres circonstances favorables à celle-ci se présentent, et dans les cas les plus fréquents de pleurésie hémorrhagique, on voit que les fausses membranes se sont produites dans des circonstances très diverses, tantôt c'est un traumatisme qui a amené une pleurésie subaiguë avec fausses membranes (Legroux, *soc. méd. des hôp.* 23 juillet 1872), tantôt c'est la tuberculose chronique ou même un pneumo-thorax (Marguerite *loc. cit.*) enfin toutes les causes banales et souvent latentes.

Telle était l'opinion de Laënnec « Il me paraît certain, dit-il (*Traité d'auscultation méd.*, p. 546), d'après le rapprochement d'un grand nombre d'observations particulières, que la pleurésie hémorrhagique qui souvent est telle dès les premiers jours peut aussi ne le devenir qu'après un certain temps et particulièrement à l'époque où se forment les vaisseaux sanguins, l'hémorrhagie n'est alors que l'aberration ou l'excès de travail de la nature. Ces deux cas peuvent être quelquefois distingués d'après la marche de la maladie, la pleurésie hémorrhagique étant remarquable dès les premiers jours par l'intensité des phénomènes de l'épanchement tandis que celle dont nous parlons présente plus ou moins subitement une augmentation des signes après une fausse convalescence. » Nous avons eu deux fois nous-même l'occasion d'observer la justesse de cette remarque et nous en avons trouvé de nombreux exemples dans divers auteurs. Les deux observations auxquelles nous faisons allusion sont rapportées ici sous les numéros III et VI. Cependant, nous ne pouvons considérer l'hémorrhagie se produisant par les fausses membranes comme le résultat d'un excès de travail de la nature réparatrice, mais bien comme le résultat de la mise en défaut de ce travail par une cause intercurrente.

Les fausses membranes sont en effet constituées au début par un exsudat fibrineux, mais bientôt au niveau de celui-ci, on voit des bourgeons de tissu embryonnaire riches en vaisseaux s'élever sur la séreuse desquamée et se substituer plus ou moins complètement à l'exsudat primitif. Ces productions embryonnaires peuvent être considérées comme des bourgeons charnus ordinaires et doivent être soumises à toutes les affections pathologiques de ces derniers. Aussi lorsqu'on voit ceux-ci à la surface d'une plaie exposée à l'air libre devenir saignants sous diverses influences, il est permis de croire que sous des influences analogues, les néomembranes de la plèvre pourront donner lieu à une hémorrhagie. Nous rapporterons même un fait qui tend à prouver qu'elles se trouvent dans de plus mauvaises conditions que les plaies bourgeonnant au contact de l'air (obs. VI).

L'altération du sang peut aussi agir dans le même sens. Frérichs attribue une grande importance aux modifications qui surviennent dans l'adhésion du sang altéré aux parois des vaisseaux.

Monneret invoque dans ces cas la défibrination du sang. Récemment, à la Société de chirurgie de Londres, le Dr Barker, à propos d'un cas de pleurésie hémorrhagique double tendait à attribuer l'hémorrhagie à un empoisonnement du sang, malgré la richesse en globules sanguins de l'épanchement, et déclarait avoir observé un cas de pleurésie hémorrhagique, où à cette cause était évidente

(Lancet, 5 nov. 1881). Buhl rapporte ces faits à l'atonie et à un vice de nutrition des vaisseaux.

Pour Laënnec, l'épanchement de sang dans les plèvres est toujours l'effet d'une diathèse hémorrhagique, mais la diathèse hémorrhagique elle-même n'est-elle pas plus en rapport avec l'état des vaisseaux qu'avec l'état du sang?

Les altérations du sang, la dissolution de l'hémoglobine ont été considérées comme des causes suffisantes des hémorrhagies, des fièvres, de l'ictère grave et de certains empoisonnements. Nous croyons avec le professeur Jaccoud qu'il ne faut accepter ces données qu'avec les plus grandes réserves et que si les lésions vasculaires peuvent bien dans certains cas tenir elles-mêmes à une altération du sang elles n'en constituent pas moins la condition principale de la diathèse hémorrhagique.

Cependant, il n'y a pas que les causes dyscrasiques à amener des hémorrhagies par les fausses membranes, les traumatismes, les influences mécaniques de la circulation et peut-être aussi des poussées inflammatoires nouvelles peuvent leur donner naissance.

Les causes de nature traumatique n'ont pas besoin d'être décrites, telles sont les piqûres, les coups, les violences de toutes sortes, les efforts de toux eux-mêmes, le déplissement du poumon après une ponction, etc. Parmi les causes mécaniques nous placerons toutes celles qui résultent d'un défaut d'équilibre entre la pression à l'intérieur des vaisseaux sanguins et la pression intra-pleurale. Ce défaut d'équilibre peut tenir à toutes les causes que nous avons énumérées à propos de la pleurésie hémorrhagique d'emblée : fluxion active ou passive, diminution du champ circulatoire par suite de lésions intra ou extra-thoraciques, mais dans ce cas particulier le défaut d'équilibre peut aussi tenir à une intervention médico-chirurgicale, et peut-être est-ce ainsi qu'on voit des pleurésies devenir hémorrhagiques à la deuxième ou troisième ponction.

M. le professeur Brouardel a fait remarquer (*Soc. méd. des hôp.* 14 juin 1872) que dès les premiers temps d'une pleurésie non seulement il se produisait des fausses membranes qui pouvaient plus tard devenir rétractiles et envelopper le poumon d'une carapace inextensible, mais qu'on voit survenir en même temps une véritable pneumonie interstitielle éminemment propre à amener une cirrhose atrophique du poumon au profit de la cavité pleurale d'une part et de celle des bronches d'autre part. Dans ces conditions, que l'on fasse une thoracentèse simple tant que la pression intra-pleurale sera supérieure à la pression atmosphérique le liquide s'écoulera. Quand la pression intérieure et extérieure seront égales, l'écoulement s'arrêtera ; mais l'équilibre qui existait dans les vaisseaux sanguins pleuro-pulmonaires avant la ponction est rompu, et ce fait sera encore plus considérable si l'on a employé l'aspiration et si l'on est allé trop loin. Aussi plusieurs auteurs ont-ils signalé dans ces cas des hémorrhagies pleurales et leurs tendances à la suppuration, tant par suite du défaut d'élasticité du poumon que par suite de l'épanchement dans la plèvre d'un sang qui ne peut s'enkyster à cause de son mélange à la sérosité pleurale et peut-être à cause de l'état de la plèvre.

Revenons maintenant un instant snr les hémorrhagies

dyscrasiques, et après avoir étudié leur mécanisme, voyons dans quelles affections elles peuvent apparaître.

M. Margueritte admet comme conclusion de sa thèse que toutes les pleurésies hémorrhagiques sont dues à une altération des organes hématopoiétiques. Tel semble être l'avis de Leudet de Rouen.

Pour M. Marguerite, dans une affection cancéreuse ou tuberculeuse, l'hémorrhagie ne tiendrait pas à une action spécifique du cancer ou de la granulation grise, mais bien à la lésion produite par ces néoplasmes sur un organe hématopoiétique, le poumon. De même dans la pleurésie hémorrhagique de nature cardiaque, c'est à la lésion absolue du cœur que tient l'hémorrhagie et non à des troubles dans la circulation locale de la plèvre. Sans vouloir discuter quel est le rôle hémato-poiétique des poumons et du cœur, nous ferons remarquer que souvent ces organes se trouvent affectés de lésions bien autrement considérables sans qu'il y ait de pleurésies hémorrhagiques et nous préférons dans tous les cas la théorie que nous avons adoptée.

Si nous connaissions suffisamment les lésions du sang ou des vaisseaux capillaires sous l'influence desquelles se produisent les différentes manifestations de l'hémophilie, il serait naturel de prendre l'anatomie pathologique comme base de classification dans le cas qui nous occupe, mais i faut bien l'avouer, sur ce terrain il ne s'élève que des hypothèses plus ou moins scientifiques insuffisantes pour établir une classification.

Nous croyons que dans la granulie, de même que dans le cancer, à l'action locale qui a produit les fausses membranes se joint l'action du cancer sur l'économie tout entière et l'une des manifestations de la débilitation de cette dernière est une hémorrhagie *loco minoris resistantiæ*. Ce double mode d'action explique la fréquence de l'hémorrhagie dans ces deux affections, mais elle est loin de leur être propre.

La granulie comme le cancer sont en effet des affections hémorrhagipares.

« Dans la granulie, dit M. Mairet (Th. d'agr. 1878), il existe une grande tendance aux hémorrhagies, tendance plus tardive que dans la fièvre typhoïde et qui semble résulter de l'adultération du sang par les produits de désagrégation granulo-graisseuse des nodules tuberculeux, d'où épanchements sanguinolents dans les cavités, épistaxis, hémorrhagies interstitielles, hémoptysies. » Pour cet auteur il y aurait une aglobulie, résultat des lésions du tissu conjonctif et des ganglions lymphatiques, de plus un bon signe diagnostique entre la fièvre typhoïde et la granulie serait l'apparition d'une pleurésie dans cette dernière affection à une période voisine du début. On le voit, nous trouvons là tout ce que nous pouvons demander de mieux pour produire un épanchement sanguinolent.

Les conditions qui se trouvent réunies dans le cancer du poumon ou de la plèvre ne sont pas moins favorables à cet effet : « Dès le début, dit A. Hénocque (*Dict. de Déchambre*, art. Carcinome) aux phénomènes qui sont la conséquence évidente des altérations locales s'ajoutent des troubles généraux tels que les hydropisies, les hémorrhagies, l'infection n'est point nécessairement liée à la généralisation du cancer et on peut voir l'économie infectée sans que le cancer se soit généralisé. »

D'autres influences peuvent produire des pleurésies hémorrhagiques, et si dans ces derniers cas on remarque moins le rapport de cause à effet, c'est qu'il s'agit alors d'un état plus complexe ou paraissant tel. Voici ce qui se passe souvent : sous l'influence d'une cause vulgaire ou sous l'influence de l'état maladif qu'il subit déjà à cette époque, un individu contracte une pleurésie ; grâce au mauvais état général, cette pleurésie ne se résout pas ou se résout incomplètement et ce sera le même état dyscrasique qui causera plus tard l'hémorrhagie pleurale par les fausses membranes qui se forment actuellement.

M. Moutard-Martin (Thèse de Paris, 1878) rapporte 34 observations de pleurésies hémorrhagiques de nature cancéreuse, 19 de pleurésies hémorrhagiques de nature tuberculeuse ; enfin, 31 observations sont présentées comme des exemples de pleurésies hémorrhagiques simples. Mais sur le nombre de ces dernières, nous trouvons que dans 7 cas l'épanchement existait avec une pneumonie, 3 fois il existait avec une cirrhose, 6 fois avec une affection cardiaque, une fois avec la tuberculose à la troisième période, une autre fois avec une congestion pulmonaire, dans un cas emprunté à Broussais, l'hémorrhagie peut être rapportée à l'impaludisme. Une douzaine de cas seulement semblent s'être présentés isolément, et si l'on ajoute que d'une part dans le plus grand nombre de ces cas la guérison étant survenue, l'autopsie n'a pas pu révéler des lésions qui auraient échappé à l'examen clinique, et que d'autre part la concision trop grande ou les omissions involontaires des auteurs, ne peuvent que tendre à augmenter le nombre des pleurésies hémorrhagiques simples, on se demande s'il ne serait pas possible de trouver toujours une raison de l'hémorrhagie dans ces cas.

Bien d'autres affections ont encore, en effet, été signalées comme pouvant produire des pleurésies hémorrhagiques. Rayer cite quatre cas d'épanchements sanguinolents dans les plèvres survenus dans le cours de néphrites (*Traité des maladies des reins,* t. I, p. 574, t. II, p. 4, 64, 955). M. Poulin (Com. à la Soc. clin. de Paris, 14 janv. 1879) en rapporte un cas dans la sclérose rénale.

Si l'on ajoute, que d'après Rayer, les déterminations pleurales sont assez rares dans les néphrites on peut remarquer que les pleurésies hémorrhagiques s'y trouvent assez fréquemment relativement aux autres pleurésies.

M. Natalis-Guyot a rapporté à la Société médicale des hôpitaux l'observation d'une épidémie de rougeole à Necker dans le cours de laquelle il a vu plusieurs enfants mourir avec des pleurésies hémorrhagiques.

M. Marguerite cite treize observations de pleurésies hémorrhagiques recueillies dans le service de Leudet à Rouen. Deux cas sont rapportés à des pneumonies, deux cas à la granulie, un cas à la pleurésie chronique, deux à des affections cardiaques, deux à la cirrhose, deux à des pyélites calculeuses, un à la variole.

Blachez (*Dict. des Sc. méd.*) indique toutes les cachexies comme pouvant donner lieu à la pleurésie hémorrhagique.

M. le professeur Hayem rapporte une épidémie de scorbut dans laquelle il a rencontré une seule fois des fausses membranes dans la plèvre, mais alors elles étaient rougeâtres et imprégnées de sang.

Enfin on trouve dans Rilliet et Barthez à propos de la variole (*Traité des maladies des enfants* t. III, p. 56) : « Fréquemment nous avons vu dans la plèvre une quantité notable de sang presque pur, toujours séreux mais avec une prédominance de la portion sanguine. Le même épanchement se fait plus rarement dans le péricarde. Nous avons de plus observé des ecchymoses sous-séreuses analogues à celles des muqueuses et de la peau. » Et ils ajoutent : « ces lésions n'ont jamais constitué une complication grave, mais elles servent à faire constater l'altération générale des liquides dans la variole hémorrhagique.

De toutes ces observations il résulte que la pleurésie hémorrhagique peut se montrer dans une foule d'états où le sang ou le système circulatoire ont subi des altérations, mais pour cela il faut que la plèvre ait été rendue vulnérable par une cause antérieure, car elle résiste généralement mieux que beaucoup d'autres membranes à un processus hémorrhagique. La cause ordinaire de la détermination pleurale, c'est la pleurésie pseudo-membraneuse, à quelque origine qu'elle se rattache elle-même ; mais si l'on admet des pleurésies hémorrhagiques tuberculeuses ou cancéreuses, on ne peut considérer comme simples celles qui se produisent sous l'influence des causes que nous venons de passer en revue.

La symptomatologie des pleurésies hémorrhagiques est celle de toutes les pleurésies, et nous croyons impossible de les distinguer d'une pleurésie séreuse autrement que par la ponction. Encore ne devra-t-on jamais, suivant M. Dieulafoy, s'en rapporter au liquide qui sera sorti le premier surtout si on opère avec une aiguille, ni à celui qui sortira le dernier, l'un et l'autre pourraient contenir du sang, alors que l'épanchement serait séreux, soit par suite de piqûres des fausses membranes, du déplissement du poumon ou des variations dans la pression à laquelle elles étaient habituées.

Nous ne croyons pas que l'on puisse attribuer une grande importance diagnostique à l'intensité des symptômes d'invasion dans la pleurésie hémorrhagique d'emblée, non plus qu'à l'apparition de symptômes d'une violence extraordinaire dans le cours d'une pleurésie chronique, malgré que ce fait soit signalé par Laënnec et que nous en ayons observé deux cas ; ce dernier fait a été principalement observé dans la pleurésie néo-membraneuse simple, mais il ne lui est pas spécial et nous l'avons vu se produire dans un cas de cancer encéphaloïde du poumon. De plus, nous ne saurions croire qu'aucun clinicien admît une pleurésie hémorrhagique sur ce seul signe.

Quelle valeur faut-il attribuer à l'ecchymose lombaire ? On sait quelle importance Valentin lui donnait. Nous n'avons jamais eu l'occasion d'observer cette ecchymose, et nous nous contenterons de dire que des hommes également recommandables l'admettent comme importante ou la considèrent comme un signe très rare et sans valeur.

On ne saurait tirer parti de l'œdème de la paroi thoracique. Ce phénomène qui coïncide bien plus fréquemment avec une pleurésie purulente, peut également se moutrer dans une pleurésie séreuse et dans tous les cas il peut manquer absolument. Nous en rapportons un cas (obs. V).

Enfin nous devons parler d'un signe qui a été considéré aussi comme pouvant fournir un élément de diagnostic. Ce signe est la non-existence de la pectoriloquie aphone dans les cas où le liquide pleural tient des corps solides en suspension. Il a été indiqué par Bacelli, mais cet auteur cite lui-même un cas, où la voix aphonique se transmettait jusqu'en bas alors qu'il y avait une « simple et complète » métamorphose graisseuse des exsudats. La valeur de ce symptôme est donc problématique, M. Alioud a vu au Val-de-Grâce des cas où la pectoriloquie aphone se produisait jusqu'au bas de la poitrine le jour même où une ponction donnait issue à du pus (thèse de Paris 1876). M. Moutard-Martin a noté la pectoriloquie aphone une fois dans la pleurésie hémorrhagique, mais seulement à la partie supérieure de l'épanchement. On sait que Bacelli voulait l'entendre dans toute la hauteur de l'épanchement pour lui attribuer la valeur que nous savons.

M. N. Guéneau de Mussy a lui-même attribué une grande signification à ce signe lorsqu'on l'entend jusqu'à la partie inférieure de la poitrine, mais d'un autre côté M. Poulin a publié dans la *France médicale* un fait dont nous avons déjà parlé à un autre point de vue et qui semble enlever toute signification à la pectoriloquie aphone.

Cette observation a été prise dans le service de Blachez et offre toutes les garanties désirables. « Le retentissement de la voix aphone, dit l'auteur, s'entend très nettement à partir de l'épine de l'omoplate et s'entend jusqu'en bas ; il ne s'agit pas d'un susurrus indistinct; quand on fait compter le malade tout à fait à voix basse, si l'on vient à ausculter à la partie inférieure, les syllabes arrivent à l'oreille nettement articulées, et cela jusqu'à la partie inférieure de la poitrine. » On retira de la plèvre 1500 grammes de liquide très coloré franchement fibrineux et contenant des hématies en grande quantité.

Nous croyons donc que dans l'état actuel de la science il est impossible de rencontrer en dehors de la ponction un ensemble de symptômes, si complet qu'on le suppose, qui puisse faire diagnostiquer une pleurésie hémorrhagique de nature non traumatique d'une manière sûre, eût-on même découvert la présence d'un cancer ou d'une granulie pleuro-pulmonaire, mais on pourra arriver à soupçonner la nature de l'épanchement dans quelques cas, dans d'autres rien ne mettra le clinicien sur la voie du diagnostic.

Une autre question vient se poser avec plus de chances d'être résolue ; la nature de l'épanchement étant reconnue par la ponction, on doit toujours se demander sous quelle influence l'hémorrhagie s'est produite, et cette question est beaucoup plus importante que la première au point de vue du pronostic et du traitement.

Lorsque l'épanchement devra être rapporté à une pleurésie hémorrhagique d'emblée, ce qui renseignera le médecin sera trouvé dans les antécédents du malade et dans les symptômes qui ont accompagné l'invasion de la maladie.

Un autre signe pourra être fourni par la ponction lorsqu'elle sera pratiquée dans les deux ou trois premiers jours de la maladie. On pourra en effet trouver des globules sanguins en assez grande quantité, nageant dans un liquide défibriné, non spontanément coagulable, et on reconnaîtra le liquide dont la provenance nous a été indiquée par Trousseau et dont nous avons déjà parlé à propos de la pleurésie traumatique. A ce moment là, il n'existera pas encore véritablement de pleurésie. Après ce temps, les exsudats pleuraux se seront mélangés à l'épanchement sanguin primitif et il sera impossible d'arriver à aucun résultat par cet examen.

Il importe aussi, comme le fait remarquer M. Ch. Nélaton de savoir à quelle variété de pleurésie va donner ieu la présence du sang dans la plèvre. On reconnaîtra que l'on a affaire à une pleurésie plastique d'enkystement quant aux phénomènes dus à la pénétration de l'air dans la plèvre et à l'affaissement du poumon, on verra succéder après trois ou quatre jours un mieux notable avec une température maintenue seulement à 38°, ou 39°, par le travail d'enkystement. Dans les cas de pleurésie diffuse, on observera, au contraire, une aggravation progressive des phénomènes.

Si l'hémorrhagie s'est produite par un traumatisme portant sur de fausses membranes, les circonstances dans lesquelles elle sera apparue pourront seules renseigner à cet égard, le fait de l'écoulement d'une certaine quantité de sang à la fin d'une ponction où l'on aura trop insisté pour vider la plèvre, ou bien celui d'une pleurésie simple devenant hémorrhagique après l'évacuation du liquide seront des points de diagnostic importants. Mais pourra-t on arriver à découvrir s'il s'agit de vaisseaux ou de fausses membranes ulcérés, s'il s'agit d'une poussée inflammatoire subie par des néo-membranes ? Nous ne le croyons pas.

C'est principalement lorsqu'il s'agit de pleurésies hémorrhagiques secondaires que se pose la question de savoir à quoi les rattacher. Il faudra ici faire le diagnostic entre toutes les causes que nous avons énumérées.

En première ligne, se présente le cancer. On sait que Barth a admis que les phlegmasies hémorrhagiques ont presque toujours pour origine un cancer de l'organe enveloppé par la séreuse dans laquelle se produit l'hémorrhagie. En Angleterre on semble encore attribuer à la pleurésie hémorrhagique une étiologie bien plus restreinte qu'on ne le fait en France. Dernièrement une discussion s'est élevée à ce sujet au sein de la Société clinique de Londres que présidait J. Lister (Lancet. 6 nov. 1881) Mackensie déclara qu'il avait généralement trouvé la pleurésie hémorrhagique en rapport avec le cancer. D'un autre côté Green affirma que les épanchements sanguinolents des plèvres pouvaient se rencontrer non-seulement en dehors de cette affection mais aussi en dehors de la tuberculose aiguë. Le cas qui aurait soulevé la discussion semblait en effet ne reconnaître ni l'une ni l'autre de ces origines.

Green cita deux observations personnelles de pleurésies hémorrhagiques, dont l'une avait été traitée par la ponction et rapidement guérie, la seconde après une ponction était devenue purulente et on avait trouvé à l'autopsie du vieillard qui l'avait présentée une dégénérescence de tout le système artériel (*a general arterial degeneration*) Barker rapporta une autre observation où l'hémorrhagie reconnaissait pour cause un empoisonnement du sang et crut pouvoir rattacher à la même lésion le cas qui avait été présenté. Comme on le voit cette discussion tend également à prouver que la pleurésie hémorrhagique peut se rencontrer dans une foule de conditions.

Soupçonne-t-on une pleurésie cancéreuse, on recherche dans les antécédents du malade et dans les symptômes qu'il présente tout ce qui peut confirmer ce diagnostic. A-t-il des cancéreux parmi ses ascendants ou ses collatéraux, l'examen physique et fonctionnel des organes divers ne révèle-t-il aucune lésion de ce genre? On recherchera avec soin s'il n'y a pas eu d'hématémèses, de crachats de nature suspecte, de mélœna, d'hématuries, de ménorrhagies, on pratiquera le toucher vaginal et rectal, ou palpera l'abdomen avec soin, et on passera en revue le système veineux et le système lymphatique. On admet en effet que le système veineux est un moyen de généralisation du cancer. Maunoury, (*Soc. anat.* 1875 p. 734) a observé une plaque sous-cutanée dans le triangle sus-claviculaire, plaque due à une lymphangite cancéreuse pulmonaire qui avait elle-même son point de départ dans un cancer de l'estomac. Mais les principaux symptômes sont fournis par les ganglions, non-seulement par les ganglions bronchiques, mais aussi par les ganglions sus-claviculaires et même quelquefois par tous les ganglions de l'économie.

Jaccoud (*Clinique à Lariboisière*, p. 459) fait remarquer que cet engorgement ganglionnaire restreint le diagnostic entre la tuberculose et le cancer. Or, la pleurésie hémorrhagique n'est pas incompatible avec la tuberculose chronique, seule qui puisse donner de ces engorgements, à moins que les lésions tuberculeuses anciennes n'aient oblitéré les plèvres, mais elle se présente en fait très rarement dans ces conditions tandis qu'elle est fréquente avec le cancer. Lancereaux rapporte dans son *Atlas d'anatomie pathologique* un exemple de pleurésie hémorrhagique dans un cas où le malade était débilité et présentait en plus dans l'une des fosses iliaques et dans le pli de l'aine correspondant un engorgement ganglionnaire très considérable. Cet engorgement s'expliquait par la présence d'un abcès froid du tibia. Ainsi on voit qu'il faut toujours avant de conclure d'un engorgement ganglionnaire au cancer bien rechercher s'il n'existe pas une raison qui puisse expliquer tout naturellement l'adénite.

On rencontre aussi parfois des ganglions n'ayant aucune communication avec le néoplasme et qui offrent cependant une altération presque caractéristique. C'est une tuméfaction peu marquée, une sorte de résistance calcaire, et lorsqu'on peut éliminer les autres affections telles que scrofule, syphilis, leucémie, tuberculose chronique, on se trouve amené à diagnostiquer un cancer. Du reste dans le cas de cancer, les ganglions malades ont quelque chose d'un peu particulier et ce signe est excellent quand il existe, malheureusement il est rare. Barety (*These de Paris* 1873) ne l'a rencontré que treize fois sur cent.

On peut aussi observer des lésions veineuses, mais la phlegmasia alba dolens se rencontre dans toutes les cachexies. Nous en avons observé un cas dans un cancer pleuro-pulmonaire, chez une vieille femme (obs. II). MM. Charcot, Benni, Moutard-Martin, signalent également des coagulations artérielles dans des cas de cancer.

Enfin on a donné comme signe du cancer des plèvres la violence du point de côté et des œdèmes limités qui peuvent s'expliquer de même que la douleur par la compression que font subir aux faisceaux vasculo-nerveux intercostaux des noyaux cancéreux sous-pleuraux. La dyspnée intense et durable a également été citée, mais n'est-elle pas encore plus intense dans la granulie? On peut aussi observer une teinte spéciale du visage, teinte plutôt cyanique que jaune paille et fréquemment une toux quinteuse due probablement à la compression du pneumo-gastrique par des noyaux ou des ganglions cancéreux. Fraentzel signale encore la pâleur excessive des téguments, la prostration rapide et l'intensité de la fièvre. On a même parlé d'anesthésie du côté affecté, d'inégalité pupillaire, d'un cloisonnement rapide de la cavité pleurale dont on pourrait se rendre compte en pratiquant les ponctions. La plupart de ces signes n'ont pas une grande valeur, et malgré leur multiplicité on se trouvera bien souvent dans l'embarras.

Dans la pleurésie hémorrhagique de nature tuberculeuse on observerait fréquemment des exacerbations qui seraient dues, d'après Fraentzel, à de nouvelles poussées tuberculeuses. On pourra, d'après le même auteur, soupçonner une pleurésie de nature tuberculeuse toutes les fois que dans le cours d'une pleurésie à marche torpide on verra se produire une augmentation subite de l'épanchement. Nous avons vu que Laënnec rapporte surtout cette marche à des pleurésies hémorrhagiques simples. Nous en avons cité une observation personnelle dans un cas de cancer, la signification de ce symptôme se trouve donc bien atténuée.

Leudet croit que les grands épanchements qui remplissent toute la plèvre sont plutôt de nature tuberculeuse qu'idiopatiques. Siredey pense au contraire (*arch. med.* 1864 p. 266) que le liquide est peu abondant et tend à disparaître en laissant des fausses membranes (1) Lorain a

1. Empis signale également les épanchements légers, ambulants, prompts à disparaître.

fait remarquer que dans les cas de granulie la courbe de la température était très-irrégulière et le pouls comme affolé. M. Colin indique les signes suivants toutes les fois qu'il s'agit de granulie : la température arrive d'emblée à son maximum, 40° ou 41°,2; la rémission est quelquefois vespérale (Bruniche); les malades ont quelquefois conservé leur appétit avec une langue fuligineuse.

Enfin on peut voir des taches lenticulaires, une hypertrophie de la rate et du foie, un amaigrissement rapide.

La pleurésie tuberculeuse débute souvent d'une façon insidieuse, la dyspnée est peu en rapport avec l'abondance de l'épanchement, il y a souvent des crachats sanguinolents, les points de côté sont mobiles et fugaces, enfin on peut trouver des signes d'infection tuberculeuse. Il devrait en exister toujours, il suffirait de savoir les découvrir si, comme le veut Buhl de Munich la granulie était produite par de la matière tuberculeuse lancée dans la circulation.

On a pu remarquer que les épanchements cancéreux ou tuberculeux ont plusieurs symptômes communs ou entre lesquels il n'y a que des nuances. Le meilleur signe différentiel est évidemment l'infection ganglionnaire quand elle existe ; dans quelques cas cependant on pourra rencontrer un tel groupement de symptômes que le diagnostic sera possible. L'épanchement pleural aura alors constitué lui-même un des symptômes de la maladie principale.

Lorsque le malade sera atteint de néphrite, de maladies du foie, de scorbut, de fièvre grave, de pneumonie, d'affection cardiaque, l'affection aura dû être d'abord diagnostiquée par le médecin, mais celle-ci une fois connue, devra-t-on en conclure que s'il y a pleurésie celle-ci est hémorrhagique ? Non, car même dans les cas où la pleurésie hémorrhagique se montre le plus fréquemment, elle n'est encore qu'une exception, de sorte que l'on n'aura même pas la probabilité mais une simple possibilité de la rencontrer. Nous nous garderons bien de décrire ici les symptômes particuliers à chacune des pleurésies hémorrhagiques que nous venons de mentionner, ce serait faire l'histoire des diverses affections dans lesquelles elles se développent.

Nous nous bornerons à faire remarquer que dans tous les cas où l'on rencontre une pleurésie hémorrhagique de cette nature ou si l'on veut une pleurésie hémorrhagique chronique en général, le médecin doit considérer ce signe comme un indice que son malade est sous l'influence d'un état particulier qu'il doit essayer de découvrir par tous les moyens possible, car là est le point principal du diagnostic.

Dans la pleurésie hémorrhagique traumatique le pronostic sera différent selon la variété de pleurésie à laquelle on aura affaire. Il sera bénin s'il s'agit d'une pleurésie plastique devant aboutir à l'enkystement du caillot après résorption de la sérosité exprimée par la rétraction du coagulum ; il sera grave au contraire si l'épanchement doit provoquer une inflammation diffuse de la plèvre. D'après Ch. Nélaton, l'action de l'air n'aurait qu'une influence insignifiante sur les épanchements sanguins susceptibles de s'enkyster, car elle ne sera pas suffisante pour s'y opposer et tout dépend de là. Peut-être la pénétration de l'air dans le foyer de l'hémorrhagie a-elle plus d'influence dans le second cas, mais son action est toujours insignifiante et subordonnée à l'abondance de l'épanchement ; quant aux ruptures d'anévrysmes, elles tuent presque toujours avant que la pleurésie se soit franchement établie. Les hémorrhagies pleurales par suite d'ulcérations vasculaires doivent se conduire comme toute hémorrhagie traumatique dans le cas où elles se produisent dans une plèvre saine, dans le cas où il existerait déjà un épanchement séreux dans la plèvre il est clair qu'elles ne peuvent s'enkyster puisqu'une condition essentielle pour que ce travail s'effectue est que la sérosité disparaisse de la plèvre et qu'il ne reste qu'un caillot rétracté et compacte.

Pour la pleurésie hémorrhagique d'emblée, Dieulafoy émet un pronostic défavorable, il pense que toute pleurésie purulente a été d'abord hémorrhagique et que la présence du pus ne tient qu'à un degré plus avancé de l'inflammation. M. Homolle (*Revue des sc. méd.* 1880), fait également remarquer que les pleurésies riches en globules sanguins sont ordinairement très-aiguës et par cela même prédisposées à la purulence. Mais la purulence n'est pas seule à craindre dans ces cas, il faut aussi compter sur les accidents dus à la compression, et la ponction ne peut point mettre dans tous les cas le malade à l'abri des accidents immédiats (voir Bézin, *dict. de méd. et de chir.* t. 8, p. 84). Le pronostic a donc une réelle gravité dans ces cas. Lorsqu'il s'agit d'une pleurésie hémorrhagique secondaire le pronostic dépend surtout de l'affection sous l'influence de laquelle s'est produite l'hémorrhagie. Généralement bénigne lorsqu'elle s'est produite par l'intermédiaire des fausses membranes d'une pleurésie simple, elle peut cependant revêtir dans ces cas une intensité effrayante, elle sera toujours heureusement influencée par la ponction.

La pleurésie cancéreuse est une grave complication du cancer dont le pronostic est fatal, car elle avance presque toujours d'une façon notable les jours du malade. Cependant nous rapportons un cas dans lequel l'affection avait pris une marche tout à fait chronique (obs. II).

Le pronostic dans la pleurésie hémorrhagique tuberculeuse dépend aussi absolument de la granulie, dans tous les cas, elle agit d'une façon pernicieuse sur le poumon qui se trouvait déjà dans de bien mauvaises conditions pour s'acquitter de ses fonctions. C'est ainsi qu'elle peut causer la mort du malade sans être arrivée à des proportions excessives. Toutefois, elle peut guérir comme l'affection elle-même qui l'a engendrée et les granulations peuvent devenir fibreuses si la marche de la maladie se trouve enrayée.

Dans les affections organiques du rein, du foie, du cœur, le pronostic brut ne saurait évidemment être plus favorable que ne l'est chacune de ces affections, indépendamment de la pleurésie, cependant on peut voir celle-ci s'améliorer et même guérir complètement si la maladie suit une marche chronique. On devra donner un avis plus favorable lorsque la pleurésie se sera produite sous l'influence d'une cause occasionnelle qui doit disparaître telle que fièvre éruptive, ictère calculeuse, scorbut, etc. Du reste la pleurésie franchement hémorrhagique, indépendamment de l'affection qui la domine, offre peu de gravité, elle peut devenir sérieuse par l'abondance de l'épanchement ou le raptus sanguin qui affaiblit le malade, mais s'il est vrai que les cas dans lesquels l'hémorrhagie est due à la violence de l'inflammation aient une grande tendance à la purulence, cela ne semble tenir en aucune façon à la présence du sang dans la plèvre, non plus qu'à aucun de ses éléments en particulier, car les cas signalés par Dieulafoy comme offrant surtout cette évolution sont ceux dans lesquels le liquide contient une faible quantité de globules sanguins, et alors la purulence devrait être beaucoup plus fréquente lorsqu'il s'agit d'un épanchement franchement sanguinolent ou même de sang pur. Or, nous savons que c'est précisément le contraire que l'on observe et M. Dieulafoy a bien soin de distinguer lui-même à ce point de vue les pleurésies franchement hémorrhagiques de celles qu'il appelle histologiquement hémorrhagiques.

Le traitement doit varier selon les cas en présence desquels on se trouve. S'agit-il d'une pleurésie hémorrhagique traumatique, on tâchera de se rendre compte de la quantité de sang épanché, et si elle est telle que l'on puisse prévoir l'enkystement on fera de l'expectation après avoir pratiqué l'occlusion de la plaie s'il y en avait une. Si au contraire, en raison de la grande quantité de liquide que contient la plèvre, on considère l'évolution d'une pleurésie diffuse comme probable, il est bon de faire immédiatement une ponction capillaire et on pourra se trouver amené par la suite à faire l'opération de l'empyème, que l'on devra alors, comme toujours, pratiquer largement; on fera suivre cette opération de lavages de la cavité pleurale.

Lorsque l'on se trouve en présence d'une pleurésie hémorrhagique d'emblée, on peut se trouver dans des circonstances telles que l'opération de la thoracentèse s'impose immédiatement ; dans les cas contraires on attendra pour pratiquer celle-ci que la période de début soit achevée et la fièvre un peu tombée. Quelle quantité de sang doit-on retirer? Dans la majorité des cas on devra se borner à des ponctions palliatives et ne pas essayer à vider la plèvre, car nous avons vu que cette pratique fait courir au malade les chances de subir de nouvelles hémorrhagies qui peuvent lui être très préjudiciables. Bezin rapporte un cas où dans une pleurésie hémorrhagique sur-aiguë on retira deux litres et demi d'un liquide très-sanglant. Le malade fut très-soulagé, mais les symptômes de l'inflammation, dit l'auteur, ne furent ni arrêtés ni modifiés et entraînèrent la mort.

Dans les pleurésies hémorrhagiques secondaires, pseudo-membraneuses, la ponction avec un trocart armé d'une simple chemise de baudruche, ou la ponction jointe à une aspiration modérée ont donné de trop bons résultats pour qu'on n'y ait pas recours dans tous les cas où l'épanchement peut être préjudiciable au malade, soit par son volume, soit par sa chronicité simplement. Dans ces cas, on devra ne retirer qu'une médiocre quantité de liquide et abandonner le reste aux soins de la nature que l'on pourra, aider par tous les moyens employés en pareils cas, *intus* et *extra* lorsqu'il s'agit d'obtenir la résolution d'une pleurésie ordinaire. Cependant, si le liquide se reproduit après chaque ponction et si tous les moyens adjuvants échouent, doit-on se borner à pratiquer indéfiniment des ponctions palliatives? Nous croyons que cette pratique serait dangereuse, le malade, se trouvant dans une très-mauvaise situation générale pour réparer les pertes sanguines que l'on évacue à chaque ponction, succomberait à un affaiblissement progressif (Thèse de Moutard-Martin, obs. XXXI).

Dans plusieurs cas, on a obtenu des succès à la suite

d'injections iodées dans la cavité pleurale (Pinault, Thèse de Paris, 1853. Gaillard, Thèse de Paris, 1862).

Dans certains cas, la nature semble nous avoir indiqué une autre méthode de traitement. Massini (Thèse de Strasbourg, 1851), cite un exemple de fistule semi-spontanée dans un cas de pleurésie hémorrhagique qui a guéri. Lacase-Duthiers (Thèse de Paris, 1851), rapporte un exemple presque analogue d'une fistule qui s'est établie à la place d'une ponction et a amené la guérison d'une pleurésie hémorrhagique.

Dans un cas rapporté par M. Dieulafoy (*De l'aspiration dans les cavités séreuses*, p. 346), l'auteur après avoir retiré par six ponctions successives environ sept litres de liquide sanguinolent de la poitrine d'une jeune fille, plaça à demeure une canule intercostale et pratiqua des injections dans la plèvre. Il eut un succès. Les injections étaient composées de quatre grammes de sulfate de zinc pour quatre cents grammes d'eau. Enfin, nous rapportons ici une observation personnelle dans laquelle l'opération de l'empyème a été pratiquée largement dans une pleurésie très-hémorrhagique, et où le succès a été complet au point de vue de l'écoulement du sang. Nous y aurions encore volontiers recours en pareil cas, quoique nous n'ignorions point que MM. Laboulbène et Dieulafoy rapportent chacun un exemple d'écoulements sanguins par des bourgeons charnus de la plèvre, dans deux cas où l'opération avait été pratiquée pour un épanchement non hémorrhagique.

De ce qui précède, nous croyons pouvoir tirer les conclusions suivantes : Les pleurésies hémorrhagiques se montrent sous les mêmes influences et de la même façon que nous voyons se produire toutes les hémorrhagies externes, telles que hémorrhagies traumatiques, épistaxis de nature quelconque, ulcération spontanée de bourgeons charnus, etc.

Presque toujours l'hémorrhagie pleurale se fait par l'intermédiaire des fausses membranes, et dans ce cas elle est très rarement simple, mais presque toujours diathésique.

La présence du sang dans un épanchement pleural non traumatique doit toujours être considérée comme un symptôme dont le médecin doit s'efforcer de connaître la raison, sous peine de ne point connaître son malade.

La présence du sang dans la plèvre n'a par elle-même aucune influence fâcheuse sur l'évolution de la maladie. C'est à la violence ou à la nature de l'inflammation, à la trop grande quantité de liquide épanché dans d'autres cas, qu'il faut attribuer les pleurésies purulentes que l'on constate alors quelquefois.

Enfin dans certains cas il peut être utile de mettre la cavité pleurale en communication avec l'air extérieur et de pratiquer dans son intérieur des injections astringentes.

OBSERVATIONS

Observation I

Pleurésie hémorrhagique, tuberculose miliaire généralisée.

Le nommé André Julien, terrassier, âgé de 32 ans, entre à l'Hôtel-Dieu de Rennes le 15 janvier 1880, salle Saint-Augustin n° 4.

Il est malade depuis trois mois : après avoir travaillé dans un endroit humide il a été pris d'une diarrhée qui a duré deux mois et à la suite de laquelle se manifesta un peu d'œdème des jambes.

En même temps que la diarrhée diminuait, l'œdème commença à se généraliser et le malade fut pris tout à coup d'accidents qui effrayèrent ceux qui le soignaient, ils l'apportèrent à l'hôpital.

A son entrée il présente de l'anasarque, les poumons sont œdématiés il n'y a point d'épanchement dans les plèvres, les bruits du cœur sont normaux, il n'y a point d'albumine dans les urines. On le soumet à l'usage exclusif du lait, il prend le matin de l'eau-de-vie allemande et les jours suivants de la digitale comme diurétique. Son état ne change point jusqu'au 24 janvier. Alors il est pris de crises analogues à celles qu'il avait présentées chez lui et ces accidents se répètent deux ou trois fois par jour durant cinq jours.

La crise est annoncée par l'embarras dans la parole et de la torpeur intellectuelle, puis le malade perd connaissance, se renverse sur son lit et commence à s'agiter. Ces mouvements convulsifs sont plus marqués à gauche qu'à droite. Survient ensuite une sorte de période tonique qui n'offre pas cependant la raideur des épileptiques et est suivie d'un relâchement général, la face est grimaçante mais ne se congestionne pas comme elle le fait généralement alors dans l'épilepsie ; les grimaces et les mouvements deviennent plus étendus et moins brusques, enfin vient la résolution au bout d'un quart d'heure ou de vingt minutes. Le pouls qui s'était accéléré, reprend sa fréquence habituelle, c'est-à-dire environ quatre-vingts pulsations.

Le 26 janvier. — Le malade présente une hémiplégie du côté droit.

Le 29. — On constate que la paralysie tend à disparaître, les mouvements sont possibles dans le membre inférieur et le supérieur ne conserve que de la faiblesse, la diarrhée qui avait repris le malade a cédé sous l'influence de petites doses d'arsenic, l'anasarque a beaucoup diminué, les convulsions ont disparu à la suite de l'administration de bromure de potassium, on espère la guérison.

Le 3 février. — Le malade se plaint d'oppression et on découvre un léger épanchement pleurétique à droite sans réaction générale appréciable.

Le 12 février. — Le malade est en imminence d'asphyxie. Chargé de pratiquer la thoracentèse, je retire environ 1500 grammes d'un liquide très coloré, se prenant en caillot à la partie inférieure par le refroidissement. Une grande quantité d'hématies se trouvent déposées au fond du vase et emprisonnées dans le caillot.

Le 17 février. — L'épanchement n'est pas loin d'avoir atteint le niveau qu'il atteignait lors de la première thoracentèse. On hésite à faire une nouvelle ponction par crainte de favoriser l'hémorrhagie.

L'état du malade est très grave. La température axillaire atteint 39°,1/3 avec une rémission de 1/2 degré le matin. Le poumon gauche est très congestionné, malgré tout la dyspnée n'est pas très intense, le malade ne fait aucun mouvement et reste absolument indifférent à tout ce qui se passe. Il succombe le 21 février.

A l'autopsie nous avons trouvé une granulie qui a envahi la plèvre et le péritoine. Les poumons et les fausses membranes sont farcis de granulations grises. Rien dans les méninges ni le cerveau, aucune trace de tuberculisation vers les sommets. Le malade toussait très peu même à la dernière période. Les reins étaient absolument sains.

Observation II

Pleurésie hémorrhagique, cancer pleuro pulmonaire.

La nommée Louise X. laveuse. entre à l'hôpital le 26 janvier 1880, salle Sainte-Anne n° 12. Elle se plaint de douleurs vives dans la partie moyenne de la paroi thoracique du côté droit.

Ces douleurs durent depuis 18 mois et ont forcé la malade à renoncer à son travail.

En examinant la malade on arrive à se rendre compte de la présence d'un léger épanchement pleurétique dans le côté de la poitrine où siège la douleur.

Le teint de la malade est terreux, elle est très-amaigrie, elle ne présente ni fièvre, ni toux, ni hémoptysie, elle se plaît à dire qu'elle n'a jamais été malade.

Le 27. — Application d'un vésicatoire, régime fortifiant.

Le 5 février. — Nouveau vésicatoire.

Le 7. — Le niveau du liquide n'a point changé, la douleur de côté est la même, on ordonne une potion avec trois gouttes de teinture de cantharides que la malade prend plusieurs jours de suite sans résultat.

Peu à peu une diarrhée incoercible s'établit. Le 8 mars la malade se plaint de la jambe gauche et on constate le début d'une phlegmasia alba dolens qui a bientôt envahi tout le membre.

Cependant, l'épanchement est demeuré ce qu'il était à l'entrée de la malade.

Le 14 mars. — Les mains de la malade sont un peu œdématiées, la faiblesse est extrême, l'anorexie complète.

La malade meurt le 24 mars.

Autopsie. — A droite, la cavité pleurale n'existe plus dans les 2/3 supérieurs de la poitrine par suite de l'adhérence des deux feuillets de la plèvre.

En bas et un peu en arrière ou trouve une loge allongée contenan environ 500 grammes d'un liquide sanguinolent. Au même niveau, le bord inférieur du poumon est dur et présente plusieurs dépressions en forme de cicatrices avec des points blanchâtres et d'autres plus ou moins noirs.

Toute cette partie du poumon est envahie par un néoplasme jusqu'à une profondeur d'environ cinq centimètres. En arrière et en bas cette masse semble se continuer avec la plèvre pariétale et celle-ci est envahie elle-même dans une hauteur qui atteint 8 centimètres en arrière et décroît de manière à se terminer insensiblement en avant.

On crut reconnaître uu squirrhe et l'examen microscopique justifia cette opinion.

La veine fémorale et ses principales branches étaient obturées par un caillot qui se prolongeait jusqu'à la bifurcation de l'iliaque primitive.

Il n'y avait rien au cœur, mais il offrait une pâleur jaunâtre très remarquable et tous les organes offraient un peu la même teinte.

Observation III

Pleurésie hémorrhagique simple.

R..., Joseph, né à Bécherel, cultivateur, âgé de 70 ans, entra à l'hôpital le 24 septembre 1879, pour une fracture du col du fémur.

Il demeura plusieurs semaines sur un double plan incliné, salle Saint-François, n° 21 et fut ensuite envoyé à Saint-Joseph, salle des convalescents, où il occupait le n° 23.

C'est là que lorsqu'il semblait bientôt devoir être capable de sortir, il fut victime d'un épanchement pleurétique qui ne fut reconnu que dans les derniers jours.

Depuis près de trois semaines il avait ressenti un point de côté dont il avait fait part seulement à quelques malades de la salle.

Le 17 avril 1880. — La malade était opressé et une pleurésie fut constatée le soir à la contre-visite.

Le 18. — Dix ventouses dont quatre scarifiées furent appliquée sur le côté droit de la poitrine et le malade prit de la digitale.

Le soir, même état à la contre-visite, vers neuf heures du soir, il est pris d'une syncope en voulant s'asseoir dans son lit et meurt.

L'autopsie est faite le 20 et on trouve à droite une pleurésie hémorrhagique. Les fausses membranes sont nombreuses et épaisses, elles occupent le diaphragme et les deux feuillets de la plèvre, des caillots de sang sont déposés en grande quantité dans leurs intrications.

La partie correspondante du poumon est affaissée, presque exsangue et ne crépite plus.

Le poumon du côté opposé est œdématié.

Il n'y a rien dans le péricarde, le cœur, un peu plus volumineux qu'à l'état normal, ne présente pas de lésion d'orifice, les artères sont athéromateuses, l'aorte est jaunâtre et offre çà et là des plaques calcaires.

Observation IV

Pleurésie hémorrhagique double, lmyphadénôme.

Nous avons pu nous rendre compte à l'hôpital de Nantes d'un cas de pleurésie hémorrhagique double, et nous devons à l'obligeance de M. Vigot, alors interne du service, les quelques détails que nous rapportons sur les symptômes qu'avait présentés le malade.

Le nommé F..., Jacques, ex-gendarme, est entré à l'Hôtel-Dieu, salle 9, n° 7, le 13 juin 1881, il se plaint de toux.

C'est un homme robuste, il a fait un long séjour à la Martinique e n'y a jamais été malade.

L'auscultation du côté gauche n'indique rien de particulier non plus que la percussion.

A droite, matité en arrière dans les deux tiers inférieurs, absence complète de respiration dans cet espace, souffle vers la partie moyenne de la poitrine. En haut quelques râles. Pas de retentissement de la voix.

En avant, souffle presque tubaire un peu au-dessus du mamelon. Plus haut, quelques râles, matité à la partie inférieure.

Il n'y a rien au cœur.

On diagnostique une pleurésie chronique.

Traitement. — Vin de quinquina et 0 gr. 50 d'iodure de potassium par jour.

Le 3 juillet. — Le malade est pris d'une attaque épileptiforme suivie d'un coma de courte durée.

Le 4. — Même attaque, mais le malade ne sort pas du coma et meurt.

Autopsie. — A l'ouverture du thorax on trouve le poumon droit sain, mais refoulé en haut et en avant par une énorme tumeur.

Cette tumeur mesure 0,50 c. de circonférence à sa base et 0,57 de circonférence dans le sens vertical. Elle est dure, à la coupe elle crie sous le scalpel et on peut voir sur la coupe des traînées fibreuses.

L'examen histologique a démontré qu'il s'agissait d'un lymphadénome.

Dans la cavité pleurale droite se trouvait un épanchement hémorrhagique de 200 grammes environ, le liquide était très-rouge et contenait beaucoup de globules sanguins.

Le côté gauche de la poitrine contenait à peu près 100 grammes d'un liquide analogue. Des deux côtes on voyait des fausses membranes épaisses.

Observation V

Hémathorax enkysté et caséifié, encéphaloïde du poumon.

Le nommé X, âgé de 45 ans, jardinier, est entré à l'Hôtel-Dieu le 22 juin 1880, salle Saint-Louis, nº 22.

Cet homme tousse depuis plusieurs années, il a eu à plusieurs reprises des hémoptysies très légères, mais quotidiennes durant deux ou trois semaines chaque fois. L'expectoration était devenue catarrhale dans les derniers temps de la maladie. Il y avait des sueurs profuses la nuit et les ongles étaient hippocratiques au summum.

La respiration a toujours été normale à droite ; à gauche, durant très longtemps, un peu de rudesse au sommet a été tout ce qu'on a pu constater malgré le soin avec lequel on examinait le malada en raison de l'obscurité qui existait dans le diagnostic.

Dans les premiers jours du mois de mai on put constater à gauche, dans la partie supérieure et postérieure un souffle peu intense, sans timbre creux. En arrière on trouvait également une matité s'élevant jusqu'à l'épine du scapulum. En avant et dans l'aisselle la matité atteignait la troisième côte. Les vibrations thoraciques étaient nulles de ce coté, la fièvre était légère et persistante.

Vers la fin du mois de mai on fit une ponction dans le septième espace interscostal, mais sans résultat.

Diagnostic : tuberculose, pleurésie tuberculeuse pseudo-membraneuse.

Il restait encore cependant un peu de doute à cause de l'absence de déplacement du cœur, de l'absence de diarrhée, de l'amaigrissement moindre qu'on ne l'observe généralement en pareil cas.

Dès lors le dépérissement a été progressif, le malade a présenté un œdème assez considérable des jambes et du côté gauche sur lequel il était constamment couché.

Autopsie le 2 juillet. — Pas de tubercules, poumon droit sain à l'exception de quatre petits noyaux encéphaloïdes superficiels de la grosseur d'un grain de café.

Le poumon gauche est comprimé par une masse blanchâtre, volumineuse, semblable à un fromage ramolli. Dans le centre du poumon trois noyaux encéphaloïdes ramollis et de la grosseur d'une noix.

Nous croyons pouvoir considérer la tumeur pleuréale comme un hémathorax enkysté et caséifié.

Observation VI

Pleurésie hémorrhagique, cancer thoracique.

Le nommé Edouard Vallée, fils naturel, exerçant la profession de domestique à la campagne entre à l'Hôtel-Dieu le mercredi 9 février 1881.

Agé de 20 ans, bien musclé, de taille moyenne, il présente toutes les apparences d'une bonne constitution.

Il se plaint d'une douleur dans le côté droit, un peu au-dessous du mamelon et il est oppressé quand il travaille ou quand il marche.

Depuis deux mois il se porte très mal, il s'est amaigri et a senti ses forces diminuer progressivement.

Il fait remonter l'origine de sont point de côté à trois semaines, alors, en coupant du bois il serait tombé violemment sur une branche.

La paroi thoracique ne présente point trace de contusion et est absolument normale, les côtes ne présentent aucun signe de fracture.

A la percussion on trouve une matité remontant un peu au-dessous du mamelon en avant et plus haut en arrière. On peut aussi constater un léger bruit de souffle pleurétique et l'absence du murmure respiratoire, les vibrations thoraciques sont diminuées, les sommets ne laissent rien à désirer. Il fut jugé cependant que la pleurésie n'était probablement pas d'origine traumatique, en raison de l'état antérieur du malade.

Le 10. — On applique un vésicatoire, six jours après nouveau vésicatoire sur le côté malade, mais on n'obtient aucun résultat malgré l'emploi simultané des diurétiques et d'une alimentation se composant en grande partie de lait.

L'épanchement était resté stationnaire quand tout à coup le 24 février le malade fut pris dans la nuit d'une grande oppression qui persista jusqu'à la visite du matin. On trouva que l'épanchement remontait jusqu'à la clavicule, le son skodique n'existait pas, l'asphyxie était imminente, on pratiqua la thoracentèse avec un trocart muni d'une baudruche et on retira environ deux litres de liquide très sanguinolent. Ce liquide se prit en caillot au fond du vase en se refroidissant. Examiné au microscope, il présentait une très grande quantité de globules rouges et des globules blancs en moindre proportion.

Le malade fut très soulagé, et après la ponction on put entendre e murmure respiratoire à droite en même temps que des frottements pleuraux très intenses. Le poumon du côté gauche présentait des signes de bronchite profonde.

L'examen du cœur démontre qu'il est en mauvais état, mais l'abondance des bruits qui dépassent en dehors de ces organes ne permettent pas de se rendre bien compte de ce qui s'y passe et on ne sait pas s'il faut mettre tout sur le compte de la compression.

Le malade se soumet au régime exclusif du lait, malgré cela le liquide pleural se reproduit rapidement.

Le 2 mars, il remplit complètement la cavité pleurale, une nouvelle évacuation est nécessaire. M. Delacour, chef de service, après avoir pris l'avis de MM. Aubrée et Perret, pratiqua l'opération de l'empyème et je fus chargé de faire deux fois par jour le lavage de la plèvre avec une solution d'alun et de chloral.

Le quatrième jour, le liquide qui s'écoulait dans le flacon suspendu au côté du malade était devenu franchement purulent et ne contenait plus trace de sang.

On substitua alors à l'injection jusque là employée une injection phéniquée au 200°, et bientôt l'écoulement pleural eut perdu toute odeur.

Notre malade éprouva une amélioration notable durant quelques jours et nous pûmes croire un instant à la guérison, mais bientôt il fut pris d'une diarrhée incoercible. Le poumon gauche présenta des râles sous-crépitants fins dans toute sa hauteur, l'œdème commença par les membres inférieurs et se généralisa rapidement. Le malade succomba le 29 mars.

A l'autopsie, nous avons trouvé le lobe inférieur du poumon droit envahi dans ses deux tiers inférieurs par un cancer encéphaloïde. Cette lésion avait provoqué par voisinage une endocardite qui avait abouti à une symphyse cardiaque, mais à la partie inférieure droite du péricarde, on trouvait entre les deux feuillets une masse assez analogue aux caillots actifs stratifiés de l'anévrysme au sein de laquelle une partie noirâtre semblait indiquer une origine hémorrhagique. Le péricarde, la plèvre et une certaine partie du poumon formaient une masse compacte dans laquelle il était difficile de reconnaître chaque partie. Il n'y avait aucune lésion du muscle cardiaque aucune lésion d'orifices.

Dans les deux poumons, on pouvait voir une quantité assez considérable de tumeurs encéphaloïdes, les unes aplaties et ombiliquées lorsqu'elles faisaient saillie sous la plèvre, aspect qu'elles devaient à une dégénérescence de leur partie centrale, les autres arrondies et situées plus profondément dans le tissu pulmonaire sans aucune membrane qui les limitât du parenchyme.

Les unes et les autres présentaient à leur centre un foyer de ramollissement.

Les poumons, le gauche surtout, étaient fortement congestionnés, tous les ganglions du médiastin étaient envahis à divers degrés.

Imp. A. DERENNE, Mayenne. — Paris, boul. St-Michel, 52.

www.ingramcontent.com/pod-product-compliance
Lightning Source LLC
LaVergne TN
LVHW050453160826
845677LV00003B/765

* 9 7 8 2 3 2 9 6 7 6 2 3 4 *